DE LA

MORTALITÉ

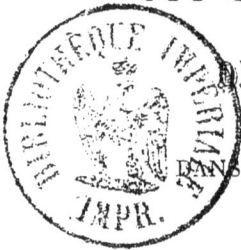

DES NOUVEAUX-NÉS

DANS LA CHARENTE-INFÉRIEURE.

PAR

L. MERLE, D. M. P. ,

Inspecteur départemental des établissements de bienfaisance.

A M. LE MASSON, Préfet de la Charente-Inférieure,

Témoignage de respect et de dévoûment.

A M. BOFFINTON, Préfet du Gard, ancien Préfet de la Charente-Inférieure,

Témoignage de reconnaissance et d'affection.

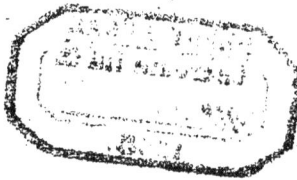

DE LA MORTALITÉ

DES NOUVEAUX-NÉS.

Au moment où la question de la mortalité des nouveaux-nés préoccupe si vivement l'opinion publique et a fait l'objet d'une discussion au sein du Sénat, j'ai cru devoir faire connaître quelle est, à ce point de vue, la situation du département de la Charente-Inférieure depuis que, les tours ayant été fermés, on a créé une Inspection départementale, recherché la maternité, accordé des secours aux enfants de filles-mères indigentes, et, en un mot, suivi toutes les instructions ministérielles.

Je m'occuperai peu des enfants légitimes. Les enfants assistés feront plus particulièrement l'objet de ce travail. Dans la Charente-Inférieure et dans tous les départements où la majorité de la population est rurale, les mères nourrissent généralement leurs enfants, et comme l'oubli de ce devoir est la principale cause de la mortalité des nouveaux-nés légitimes, il s'ensuit qu'aujourd'hui elle n'a encore rien d'anormal dans le département.

On a prétendu que la mortalité des pupilles des hospices avait augmenté depuis la fermeture des tours ; que celle des enfants secourus temporairement était plus élevée, et que l'Inspection départementale n'avait pas répondu à ce qu'on attendait de sa création ; enfin, que les enfants se trouvaient dans une meilleure situation, quand ils étaient plus spécialement confiés à la sollicitude paternelle des administrations hospitalières.

Les commissions administratives des hospices sont assurément composées d'hommes éclairés et animés des meilleures intentions. Elles ont rendu et rendent chaque jour des services. Cependant, malgré tout leur désir de faire le bien, il leur serait difficile de surveiller les nombreux enfants placés sous leur tutelle et d'entrer dans tous les détails utiles pour assurer le bien-être et l'avenir de leurs pupilles. Les soins qu'elles doivent plus particulièrement à l'établissement qu'elles administrent, absorbent tous leurs moments. On ne pouvait donc obtenir un meilleur résultat qu'en leur adjoignant un homme spécial qui centralisât entre ses mains toute la partie administrative du service, et pût voir, par lui-même, la situation des enfants et étudier leurs besoins. C'est dans ce but que Son Excellence M. le Ministre de l'intérieur, dans sa circulaire du 20 août 1856, autorise l'Inspecteur à partager la tutelle avec les membres des commissions hospitalières.

Le service des enfants assistés est exclusivement départemental ; c'est le département qui en fait les frais, c'est la Préfecture qui en a la direction ; c'est à la Préfecture, par conséquent, que se trouvent tous les renseignements et les moyens d'action, sans lesquels la tutelle est impraticable. Il serait donc à désirer, ainsi que l'ont demandé certains Conseils généraux et notamment celui des Bouches-du-Rhône, que l'Inspecteur fît partie du conseil de tutelle, car c'est par *ce fonctionnaire seul* que les commissions hospitalières peuvent être éclairées sur la situation des pupilles, et que l'administration préfectorale peut assurer la bonne exécution des mesures à prendre dans l'intérêt des enfants.

J'ignore ce qui se passe dans les départements de la Gironde et de la Seine. Ce que je peux affirmer, c'est que dans la Charente-Inférieure, la fermeture des tours, les secours aux nouveaux-nés des filles-mères indigentes et la création d'une Inspection départementale ont été suivis de résultats avantageux.

Tout d'abord, je crois devoir établir qu'on a commencé à donner des secours aux nouveaux-nés en 1846 ; mais ce n'est guère qu'en 1858, alors que les tours n'existaient plus, et que l'Inspection départementale s'organisait, que ce nouveau mode d'assistance a été appliqué d'une manière générale et qu'il a pris de l'extension. En effet, en 1846, il n'a été alloué qu'un seul secours ; de 1847 à 1857 inclusivement, pendant onze ans, il en a été accordé 306 seulement, soit, en moyenne, 27 par année ; tandis que de 1858 à 1861 inclusivement, pendant quatre ans, on en compte 288, soit, en moyenne, 72 par an ; enfin, de 1862 à 1866 inclusivement, le nombre des admissions a été de 679, en moyenne 139 chaque année.

L'Inspection départementale a été créée en 1857. Mon prédécesseur est décédé quelques mois après son installation. Aussi ce n'est guère qu'à partir de 1859 qu'elle a commencé à fonctionner d'une manière régulière. Avant cette époque, les Inspecteurs des écoles primaires de chaque arrondissement étaient chargés de surveiller les enfants assistés dans leur circonscription respective, et les administrations hospitalières s'occupaient seules des admissions, des placements et des déplacements.

Pour constater les améliorations apportées par le nouveau système, j'ai cru utile de comparer deux époques :

1o De 1835 à 1843 inclusivement, alors qu'il y avait 4 tours dans le département ;

2o De 1858 à 1866 aussi inclusivement, pendant les neuf années qui ont suivi la création de l'Inspection départementale.

Dans ce but, j'ai relevé les naissances des enfants légitimes, des enfants naturels reconnus et des enfants naturels non reconnus, ainsi que les décès de ces mêmes enfants avant l'accomplissement de leur douzième mois; les mariages; les admissions, soit aux hospices, soit aux secours, des enfants qui, à ce moment, n'avaient pas un an accompli ; leurs décès, lorsqu'ils avaient succombé avant douze mois révolus ; les expositions sur la voie publique; les avortements ; enfin, les accusations d'infanticide qui avaient été portées devant la cour d'assises et celles qui avaient été signalées aux différents parquets des six arrondissements.

Je ne me suis occupé ni des quelques années pendant lesquelles il y a eu deux tours , ni de celles qui ont suivi leur suppression et précédé l'Inspection départementale, parce que ce sont des époques transitoires à l'application des deux systèmes.

J'ai aussi recherché les filles-mères secourues de 1850 à 1860 inclusivement, afin de savoir ce qu'elles sont devenues et dans quelle position se trouve leur enfant.

L'examen du tableau sur lequel j'ai consigné le résultat de mes recherches prouve que les naissances légitimes ont diminué d'environ 4,2 pour 100 par an , les naissances illégitimes de 25,8 pour 100 et les admissions dans les hospices de 70,1 pour 100 ; que les mariages ont augmenté de 2,5 sur 100 , que la proportion de la mortalité sur les enfants légitimes n'a pas varié, puisqu'elle est, en moyenne, de 15,7 pour 100 de 1835 à 1843, pendant qu'il existait des tours, et de 15,9 pour 100 pendant les neuf années qui ont suivi la création de l'Inspection départementale ; que celle des enfants naturels et des pupilles des hospices a diminué , puisqu'avant la fermeture des tours elle est, en moyenne, de 47,9 pour 100 sur ceux de la première catégorie et de 56,6 pour 100 sur ceux de la seconde, et que, pendant les neuf années de l'Inspection, elle est de 30,5 pour 100 sur ceux de la première catégorie et de 42,4 pour 100 sur ceux de la deuxième ; que si l'on ne considère que les sept dernières années de l'Inspection, de 1860 à 1866, c'est-à-dire à partir de l'époque où toutes les réformes faites ont fonctionné complètement, la mortalité n'est plus que de 30,6 pour 100 ; que

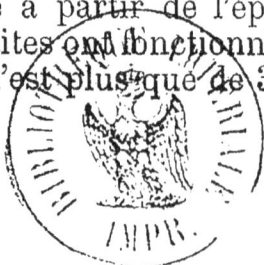

les enfants des filles-mères auxquelles il est accordé un secours meurent, en moyenne, dans la proportion de 21,2 pour 100 ; qu'enfin, le terme moyen de la mortalité des enfants assistés, c'est-à-dire des élèves des hospices et des nouveaux-nés secourus réunis, est de 30,9 pour 100 de 1858 à 1866, et de 24,8 pour 100 de 1860 à 1866, moitié de ce qu'elle était durant l'existence des tours.

Ainsi donc, par suite des nouvelles mesures adoptées depuis la création de l'Inspection départementale, la mortalité des enfants naturels reconnus ou non reconnus et des élèves des hospices a diminué considérablement. Celle qui frappe les nouveaux-nés secourus temporairement se rapproche beaucoup, on le voit, de la mortalité des enfants légitimes, et, par conséquent, elle est constamment moins élevée que celle des pupilles des hospices ; que l'on considère, soit les années pendant lesquelles il y avait quatre tours, soit celles pendant lesquelles ils sont supprimés et l'Inspection départementale organisée.

La diminution qui se fait remarquer dans les naissances légitimes du département de la Charente-Inférieure, comme dans toute la France, doit être attribuée :

1o A ce que beaucoup d'hommes se marient trop âgés ;

2o A ce qu'un grand nombre reste célibataire;

3o A l'onanisme conjugal surtout, qui fait chaque année des progrès, pour éviter l'accroissement de la famille en présence des exigences de la société toujours plus difficiles à satisfaire.

La diminution plus sensible des naissances illégitimes tient aux mêmes causes et surtout à ce que, pendant l'existence des tours, on enregistrait assez souvent deux fois les mêmes enfants naturels qu'on y déposait, et dans la commune où ils naissaient et dans celle où était situé l'hospice qui les recevait ; enfin, à ce que les enfants légitimes qu'on exposait au tour étaient de nouveau inscrits sur les registres de l'état-civil comme naturels. Avant la fermeture des tours, on comptait 4,8 naissances illégitimes sur 100 enfants qui naissaient, tandis qu'on en compte seulement 3,7 sur 100 pendant les neuf années qui se sont écoulées depuis que l'Inspection départementale est créée : le quart en moins.

Quant aux admissions dans les hospices, le chiffre en est aujourd'hui beaucoup moins élevé, et si l'on établit la même comparaison que pour les naissances illégitimes, on trouve que, durant l'existence des tours, sur 100 enfants qui naissaient on en admettait 2,7 dans ces établissements, tandis que pendant les neuf dernières années on en a reçu 0,8 seulement ; plus des deux tiers en moins. Cette diminution considérable provient de ce qu'on ne place actuellement dans ces établissements que les enfants trouvés, abandonnés et orphelins de père et de mère, à ce qu'on ne peut plus y déposer d'enfants légitimes, et surtout à ce qu'on donne des secours aux filles-mères qui consentent à élever leurs enfants, et qui, bien certainemeut, les abandonneraient, si ce mode d'assistance n'existait pas. Aussi, pendant la même période, sur 100 naissances il a été alloué un secours. Enfin, en additionnant les admissions de cette dernière catégorie avec celles qui ont eu lieu dans les hospices, on reconnaît que, sur 100 enfants il en a été assisté 1,8 ; près d'un tiers en moins qu'avant la fermeture des tours.

Les mariages, au lieu de diminuer, comme on aurait pu le supposer en ne considérant que les naissances, se sont accrus de 2,5 sur 100. On doit donc être bien convaincu qu'il faut attribuer à d'autres causes, ainsi que je l'ai déjà dit, la diminution des naissances légitimes. Cette augmentation des mariages doit aussi faire bannir toutes craintes dans l'esprit de ceux qui sont portés à penser que les secours aux filles-mères peuvent faire décroître le nombre des unions légitimes et favoriser le concubinage.

La recherche de la maternité et les diverses mesures restrictives qui ont été adoptées pour réduire le nombre des admissions n'ont amené aucun fait regrettable.

Les expositions sur la voie publique sont rares, puisqu'on en compte seulement 39 de 1858 à 1866 inclusivement, moins de 5 par an. En 1865, il y en a eu *trois* et en 1866 *deux*. A l'exception de *quatre*, toutes ont eu lieu à *la porte des hospices*. Du reste, aucune n'a influé d'une manière fâcheuse sur la vie de l'enfant.

Un seul avortement a donné lieu à une condamnation. Neuf avaient été signalées de 1858 à 1866 inclusivement ; mais il a été reconnu que pour *huit* il n'y avait ni crime ni délit. Je n'ai aucun renseignement sur les avortements qui auraient pu être commis de 1835 à 1843 inclusivement.

Les accusations d'infanticides portées devant la cour d'assises n'ont augmenté que *d'une seule*. En effet, on en compte 24 de 1835 à 1843 inclusivement, et 25 de 1858 à 1866 également inclusivement. Il avait été dénoncé aux différents parquets 46 infanticides pendant la première période et 52 pendant la seconde. Beaucoup, on le voit, n'ont pas été soumis au jury ; les uns, parce qu'il n'y avait pas crime, mais simple délit d'inhumation qui n'exigeait que des poursuites correctionnelles ; les autres, parce que les auteurs n'ont pas été découverts ; enfin, un certain nombre, parce qu'on a reconnu qu'il n'y avait ni crime ni délit, et que, par conséquent, il ne devait être exercé aucune poursuite.

Si l'on considère qu'aujourd'hui les moyens qui sont entre les mains de la justice lui permettent de découvrir plus facilement tous les coupables, on conviendra qu'il en est des infanticides comme de tous les autres crimes ; qu'ils doivent plus difficilement lui échapper, et que l'augmentation peut être attribuée à ses investigations plus éclairées.

La fermeture des tours et la recherche de la maternité n'influent donc pas sur les infanticides. C'est à d'autres considérations, qu'il serait trop long d'énumérer ici, qu'il faut attribuer la cause de ce crime. Je me bornerai à déclarer qu'il serait à désirer que la femme fût plus sérieusement protégée par la loi et que la société ne la rendît pas seule responsable d'une faute dont elle est, le plus souvent, la victime, à la suite de manœuvres réellement déplorables de la part de l'homme.

On a surtout attaqué la mesure qui consiste à donner des secours aux filles-mères. On a prétendu qu'elle est venue détruire l'œuvre charitable de Saint-Vincent-de-Paul ; qu'elle est un encouragement à la débauche ; que, loin d'amener

une diminution sur la mortalité des enfants assistés, elle l'a augmentée, et que les nouveauxnés meurent dans des proportions plus élevées
que les pupilles des hospices.

Les tours n'ont pas été inventés par Saint
Vincent-de-Paul ; ils nous viennent de l'Italie
et ont été introduits en France alors que cet
homme éminemment charitable n'existait plus.
Il recueillait sous le parvis des églises et dans
les lieux publics les enfants délaissés, pour les
confier aux soins de saintes filles qui consacrent
leur vie à soigner les malades, les infirmes, les
vieillards et les orphelins. Il ne provoquait pas
les abandons ; il prévenait, autant qu'il le pouvait, les conséquences funestes de l'inconduite
et de la débauche. Les secours aux filles-mères
ne sont donc pas venus détruire son œuvre,
mais la compléter. Que fait l'administration ?
Elle cherche à réveiller dans le cœur de la
fille-mère les sentiments de l'amour maternel,
dans le but d'y remplacer les mauvais instincts
qui existent déjà et qui ne feraient que se développer, si elle abandonnait son enfant. Il faut
un attachement au cœur de la femme, et celle
qui n'en a pas est plus disposée à se livrer sans
frein au libertinage le plus éhonté, lorsqu'elle
est une fois entrée dans une mauvaise voie. En
lisant les instructions ministérielles et notamment celle du 15 octobre 1862, on restera convaincu que des secours ne sont pas et ne doivent
pas être accordés à toutes les filles-mères ; qu'il
faut les supprimer et placer l'enfant sous la tutelle des administrations hospitalières, toutes
les fois que la mère ne remplit pas son devoir,
et continue sa vie scandaleuse. Je crois, du
reste, que pour combattre l'objection qui con-

siste à considérer les secours aux filles-mères comme un encouragement à la débauche, il suffirait de retourner l'argument et de dire avec ce lord anglais que « le tour est la plus belle machine à démoralisation qu'on puisse inventer. »

Quant à la mortalité qui frappe les nouveaux-nés secourus temporairement, j'ai démontré par les chiffres qu'elle est constamment moins élevée que celle des enfants admis dans les hospices, et qu'elle se rapproche beaucoup de celle des enfants légitimes.

J'ajouterai enfin que les recherches que j'ai faites en 1863 sur les filles-mères secourues de 1850 à 1860 démontrent que les résultats obtenus sont plus avantageux qu'on ne le suppose. Dans le rapport que j'ai rédigé à cette époque, le travail n'était pas complet. Depuis ce temps, il a été permis d'avoir les renseignements qui manquaient.

De 1850 à 1860 inclusivement, 421 enfants ont été laissés à leurs mères qui les ont élevés à l'aide d'un secours.

On n'a pu découvrir le domicile de 117.

Sur les 298 dont le domicile était connu, 127 étaient mariées, et des 171 qui ne l'étaient pas, 126 paraissaient bien se conduire, 41 continuaient leur vie scandaleuse, et 4 étaient décédées.

Des 244 enfants qui vivaient, 95 étaient légitimés par le mariage de la mère et bien constitués. Enfin, sur les 149 qui n'étaient pas légitimés, 133 étaient bien constitués, et 16 seulement étaient faibles ; tous étaient bien soignés, soit par la mère, soit par les père et mère de la fille.

Les filles-mères qui résident à la campagne et leurs enfants se trouvent généralement dans de meilleures conditions que celles qui habitent la ville. Leur surveillance est plus facile ; leurs parents avec lesquels elles vivent le plus souvent, leur viennent en aide et les préservent par leurs conseils d'une rechute. Celles des villes, au contraire, abandonnées à elles-mêmes dans le plus grand nombre de cas, exposées chaque jour à des séductions de tout genre, confondues avec une population qu'elles ne connaissent pas et qui ne leur porte aucun intérêt, sont sujettes à de plus fréquentes récidives et se relèvent plus difficilement de leur faute. Il serait à désirer que, pour les protéger, il se formât dans chaque ville un association analogue à la société maternelle. Les consolations, les bons avis et les secours qu'elles en recevraient, les ramèneraient à de meilleurs sentiments et les maintiendraient dans une meilleure voie.

J'ai déjà dit, et on sera, je pense, de mon avis, sur ce point, que la principale cause de la mortalité des nouveaux-nés légitimes provient de ce que les mères ne nourrissent pas leurs enfants. Quant à celle qui frappe exceptionnellement les élèves des hospices, elle tient à ce qu'ils sont souvent nourris au biberon et confiés généralement à des nourrices épuisées ou très-malheureuses, qui ne peuvent pas leur donner des soins convenables. Il est donc utile d'encourager, par tous les moyens possibles, la femme à allaiter son enfant ; c'est le bon côté de la mesure qui consiste à accorder des secours aux filles-mères indigentes. Aussi, dans ce but, M. Boffinton, alors Préfet de la Charente-Inférieure, prit, le

4 novembre 1858, un arrêté qui fixe un salaire plus élevé à la nourrice au sein.

Si l'on ouvrait de nouveau les tours, il est évident qu'on recevrait un plus grand nombre d'enfants dans les hospices, et, en présence de la rareté des nourrices, par suite de la modicité des prix qu'on leur donne et surtout de la répugnance qu'elles éprouvent à prendre des nourrissons dont l'origine leur est suspecte, on serait obligé de confier les enfants à des personnes qui les élèveraient au biberon, mode d'allaitement très-pernicieux aux nouveaux-nés, surtout quand il est employé par des femmes inintelligentes et qui en font une spéculation.

De tout ce qui précède, je conclus :

1° Que le *décroissement de la population* de la Charente-Inférieure ne doit pas être attribué à *la plus grande mortalité* des enfants *légitimes* et *naturels*, ni à *la diminution des mariages ;*

2° Que *cette situation* tient à ce qu'*il naît moins d'enfants ;*

3°· Que les diverses mesures adoptées depuis la création de l'Inspection départementale, en vertu des instructions ministérielles, ont amené :

Une diminution très-sensible des admissions dans les hospices,

Et une réduction de la mortalité des enfants qui y sont reçus ;

4° Que *les secours aux filles-mères* ont produit des *résultats avantageux* sous tous les rapports ;

5° Que *la mortalité* de ces enfants n'est guère *plus élevée* que celle des *enfants légitimes ;*

6° Qu'un assez grand nombre *sont légitimés* par le mariage de la mère ;

7° Que l'*état-civil* des enfants n'est *plus supprimé* comme par le passé ;

8º Que *les expositions* sur la voie publique *sont rares*, malgré la fermeture des tours;

9º Qu'il n'y a eu qu'*un seul avortement* qui ait donné lieu à *une condamnation;*

10º Que *le nombre des infanticides ne paraît pas augmenter;*

11º Enfin, que M. Gyoux, médecin-inspecteur des enfants assistés placés dans le canton de Saint-Jean d'Angély, pénétré des idées qui guident l'administration du département de la Charente-Inférieure et connaissant *les avantages obtenus* par les nouvelles mesures, avait raison de présenter *au Congrès médical de Bordeaux* un mémoire accordant *une préférence marquée au système des secours aux Filles-mères.*

Je terminerai en affirmant qu'on obtiendra toujours le même résultat, si les instructions ministérielles sont exécutées avec soin, si les départements font les sacrifices d'argent nécessaires pour mettre les enfants dans une situation convenable, et si, enfin, une surveillance active est exercée non-seulement sur les pupilles des hospices, mais encore sur les nouveaux-nés secourus temporairement, comme sur leurs mères.

La Rochelle, 6 octobre 1867.

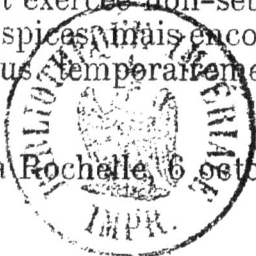

TYP. DE G. MARESCHAL.

ÉTAT indiquant les naissances légitimes et naturelles , les mariages, les admissions dans les hosp.. es et aux secours , et la proportion de la mortalité de ces mêmes enfants avant leur 12ᵉ mois, de 1835 à 1843 et de 1858 à 1866 inclusivement, ainsi que les exposition., les avortements et les infanticides consta.. is pendant le même temps.

ANNÉES	NAISSANCES des enfants		MARIAGES	ADMISSIONS DES ENFANTS dans un hospice ou aux secours avant l'accomplissement de leur 12ᵉ mois			DÉCÈS DES ENFANTS avant l'accomplissement de leur 12ᵉ mois					PROPORTION de la mortalité des enfants					EXPOSITIONS		OBSERVATIONS
	légitimes	naturels reconnus et non reconnus		dans les hospices	aux secours	TOTAL	légitimes	naturels reconnus et non reconnus	élèves des hospices	secours temporaire-ment	TOTAL	légitimes		élèves des hospices	secours temporaire-ment				
	1	2	3	4	5	6	7	8	9	10	11	12	13	14	15	16	17	18	19	20	21	22

44